AF455438

RÉFLEXIONS
SUR LA CRITIQUE
DE L'OUVRAGE
DE M. RICHERAND,

CONTRE

LES ERREURS POPULAIRES
EN MÉDECINE;

PAR A. L. ET L. B.

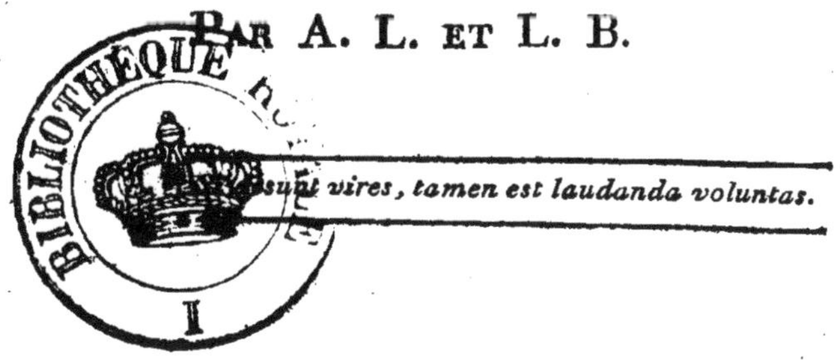

...sunt vires, tamen est laudanda voluntas.

A PARIS,

CHEZ ALLUT, Imprimeur-Libraire de la Société médicale d'Émulation, rue de l'École de Médecine, N°. 6, vis-à-vis Saint-Côme.

1810.

PRÉFACE.

S'ÉLEVER contre ces écrivains mercenaires dont l'infatigable fécondité embarrasse les sciences du fatras le plus ridicule et le plus inutile ; qui, plus épris d'eux-mêmes que de l'objet qu'ils traitent, étalent partout le luxe de leur fausse érudition, et prétendent compter leurs succès par le nombre de volumes qu'ils impriment : ce serait faire preuve sans doute d'un jugement sain, d'un esprit juste et solide. Mais se déchaîner fortement contre un homme qui, livré tout entier à la noble profession qu'il exerce, éclaire la science de ses lumières, et cherche encore à en aplanir la route à ses successeurs ; employer tout ce que la satire a de plus piquant pour attirer le ridicule sur l'homme bienfaisant et sensible qui ne pense, qui n'agit que pour le bonheur de l'humanité, et dont chaque ouvrage est un titre de plus à la gloire : n'est-ce pas le comble de l'injustice et de la déraison ? Eh bien ! voilà ce que vient de faire publiquement M. Broc, en invectivant de la manière la plus indécente l'un des professeurs les plus distingués de la Faculté de Médecine de Paris, M. Richerand, dont le nom seul rappelle tout ce que le sentiment a de plus délicat, tout ce que la vertu a de plus aimable, tout ce que le mérite a de plus grand et de plus solide. Mais ce qu'on aura de la peine à croire, ce que nous ne croirions pas, si M. Broc ne nous le disait lui-même, il n'est encore que simple élève, et déjà il se permet de donner des leçons à ses maîtres; il va même jusqu'à les injurier à haute voix : certes! quel ton prendra donc M. Broc avec ses confrères, quand il voudra combattre leurs idées! M. Broc a écouté les leçons de M. Richerand, il a suivi les cours de celui qui, de son propre aveu, sait embellir la vérité de tous les charmes de l'éloquence, et jette chaque jour dans l'esprit des jeunes gens les germes précieux des connaissances les plus profondes; il lui doit donc une partie de son instruction, il doit donc avoir pour lui ces sentimens si naturels à une âme bien née pour ceux qui ont guidé ses premiers pas dans la carrière pénible des sciences. Mais sans parler de cette affection particulière qu'un maître a toujours droit d'attendre de ses élèves lorsqu'il s'en montre en même tems l'ami, et que si peu de personnes savent apprécier, parce qu'elles ne l'ont jamais sentie, M. Broc ne devrait pas au moins se dispenser du respect : or, tout le monde sait de quelle manière délicate il en use avec M. Richerand. Ah! M. Broc, vous venez de donner au public un exemple bien touchant de reconnaissance!

Qu'on ne croie pas que nous ayons ici la prétention de défendre le mérite contre les misérables invectives de l'injustice et de l'envie : outre qu'une telle entreprise serait au-dessus de nos forces, M. Richerand n'en a pas besoin; sa réputation n'a reçu aucune atteinte, et les traits envenimés de M. Broc n'ont pas même été jusqu'à lui. Si quelqu'un qui, plus que M. Broc, méritât de fixer l'attention, voulait un jour contester à M. Richerand une partie de la gloire qu'il s'est acquise, il faudrait une plume plus exercée que la nôtre pour répondre à une pareille attaque; ce serait à lui-même alors à se charger du soin de sa défense, et il n'aurait pas de peine à triompher de ses ennemis; mais il dédaigne sans doute de se compromettre avec le moins respectueux de ses élèves, et ne fait pas même attention à des injures dont le seul effet ne saurait être que d'indigner contre leur auteur. M. Broc ne sait-il pas, comme tout le monde, que le véritable mérite est inaccessible aux coups les mieux dirigés de ses détracteurs, et se trouve toujours à l'abri des plus viles menées de l'intrigue? A-t-il oublié que M. Richerand, élevé par ses propres forces à la dignité du poste qu'il remplit si noblement aujourd'hui, est également estimé du public et chéri des nombreux élèves qui écoutent ses leçons ? Si M. Broc n'a pas craint que la honte de sa défaite fût proportionnée à la témérité de l'entreprise, il faut qu'il ait une grande idée de son mérite, et il fait voir une présomption dont il peut se vanter d'être à présent le seul modèle. C'est donc le parti des élèves que nous prenons aujourd'hui ; car des élèves souffriront-ils que l'on insulte impunément leur maître ? Non sans doute, et nous oserions assurer qu'il n'en est pas un qui ne se joigne à nous pour reprocher à M. Broc le ton peu réservé avec lequel il s'exprime dans sa critique. Animés pour M. Richerand de tous les sentimens qu'il sait si bien inspirer, nous étions loin de croire que nous pourrions lui en donner des preuves ; M. Broc nous en fournit l'occasion, et nous la saisissons avec empressement ; mais ce faible témoignage de notre dévouement sera loin encore de nous acquitter envers lui de toute la reconnaissance que nous lui devons.

Nous ne voulons pas dire néanmoins que la critique de M. Broc soit toujours dénuée de fondement, et que ce soit à tort qu'il combatte certaines opinions de M. Richerand. Nous avouerons même que nous ne pouvons nous empêcher de partager son sentiment dans plusieurs points. Mais M. Richerand a pu se tromper sans doute, et probablement il n'a jamais eu la prétention d'être infaillible. Quel est donc l'homme heureux dont les ouvrages sont exempts du moindre défaut? *Aliquandò dormitat Homerus*; et certes, le génie d'Homère ne sera pas révoqué en doute par M. Broc. Mais nous passerons légèrement sur cet objet; nous ne prendrons pas sur nous, comme M. Broc n'a pas craint de le faire, de prononcer sur les opinions émises par M. Richerand, laissant cette tâche délicate aux gens instruits qui seuls ont le droit de l'entreprendre. C'est principalement la manière dont M. Broc a parlé de M. Richerand, que nous voulons attaquer ici, et nous n'aurons pas de peine à prouver qu'il s'est beaucoup trop écarté dans sa critique, qui n'est qu'une véritable diatribe, de toutes les règles de la bienséance et de l'honnêteté : quiconque a lu cette critique se persuadera facilement que l'auteur, dût-il sortir vainqueur du combat (ce dont il est loin sans doute), la honte d'avoir combattu si indignement lui ferait perdre tout le mérite de la victoire.

Dire que nous ne sommes que des élèves, convenir même qu'à peine sommes-nous parvenus à la moitié de la carrière que nous avons à parcourir pour obtenir le titre auquel nous osons prétendre, c'est avouer la faiblesse de nos moyens et réclamer l'indulgence en notre faveur; et si l'on nous demande pourquoi nous avons entrepris une chose au-dessus de nos forces, nous répondrons que nous n'avons pu nous déterminer à garder le silence en lisant les phrases que l'honnête M. Broc veut bien adresser à un homme que nous estimons, et dont nous saurions respecter jusqu'aux erreurs. Nous allons donc passer en revue les principaux traits de la critique de M. Broc, et nous ferons voir que dans plusieurs points il s'est trompé, et que dans tous, il a trop négligé les convenances.

RÉFLEXIONS SUR LA CRITIQUE DE L'OUVRAGE DE M. RICHERAND, CONTRE LES ERREURS POPULAIRES EN MÉDECINE.

1°. POUR procéder avec ordre à l'examen de la critique de M. Broc, commençons par jeter un coup d'œil sur l'épigraphe qu'il a choisie pour figurer à la tête de son livre. *Paucis operibus admiratio, censura multis, contemptus aliis.* Voilà ce qu'on lit à la première page de l'analyse de M. Broc; et certes il serait à souhaiter que tout son ouvrage laissât voir le même caractère de vérité : quoi de mieux senti, en effet, que cette phrase latine, *Paucis operibus admiratio*? Rien malheureusement n'est si vrai, peu d'ouvrages sont dignes de l'admiration; il en existe quelques-uns pourtant, et en médecine ceux de M. Richerand ne doivent pas tenir la dernière place. *Censura multis*; beaucoup réclament la censure, assurément; et le nombre de ceux-là est si grand, qu'on ne saurait les compter. *Contemptus aliis*; on doit mépriser tout le reste, cela est encore vrai, et c'est ainsi que l'on n'accorde que du mépris à une foule de livres inutiles ou dictés par l'intérêt ou la passion; c'est ainsi que l'on méprise l'ouvrage de M. Broc, et tant d'autres, dont l'intention n'est pas plus louable, et dont l'utilité n'est pas mieux constatée. Voilà bien comment on doit interpréter l'épigraphe de M. Broc; mais il s'est bien gardé de l'entendre de cette manière, et c'est en quoi se manifeste son exmêtre politesse, puisqu'après avoir déclaré formellement à M. Richerand que son ouvrage ne saurait exciter l'admiration, il lui donne obligeamment à choisir entre la censure et le mépris.

2°. M. Broc commence sa préface par faire le plus bel éloge de M. Richerand. Il nous rappelle avec autant d'élégance que de vérité les talens de cet auteur qui unit au plus profond savoir l'éloquence la plus persuasive, et nous peint des couleurs les plus vives le charme inexprimable répandu sur tous ses ouvrages. Quel dommage que M. Broc ne s'en soit pas tenu à sa préface! elle seule lui eût fait plus d'honneur que tout son ouvrage : au reste, son parti était pris; il voulait se déchaîner contre celui auquel il venait de payer un si juste tribut d'éloges. Mais cette manière d'agir est-elle bien délicate de la part du critique de M. Richerand, et dans sa bouche les louanges ne pourraient-elles pas être soupçonnées d'ironie? *Impia sub dulci melle venena latent* (1).

(1) Ovide, Eleg. liv. 2.

Que peuvent signifier en effet des éloges aussi pompeux au commencement d'une des diatribes les plus injurieuses ? Cherche-t-on d'abord à plaire à un homme que l'on a dessein d'insulter ? Non sans doute, et l'on ne saurait s'empêcher de reconnaître ici le caractère affable de M. Broc, qui donne d'abord des louanges à son ennemi pour le décrier ensuite avec plus de force et plus de vigueur; mais il perdra toujours sa peine toutes les fois qu'il voudra tenter une pareille entreprise. M. Broc a bien senti apparemment qu'il passait un peu les bornes prescrites par le respect, puisqu'il cherche à familiariser le lecteur avec son langage ironique, en l'avertissant d'avance qu'il va parler sans ménagement des choses qui peuvent devenir l'objet d'une critique utile; et M. Broc s'appuie, pour excuser la rigueur de sa censure, sur ce que partout où l'erreur se présente, il faut la poursuivre et la combattre, comme s'il fallait des injures pour repousser des erreurs, et comme si la vérité avait besoin d'un autre secours que celui de sa propre force pour paraître dans tout son jour. Quelle étrange logique que celle de M. Broc, s'il faut pour persuader à un homme qu'il s'est trompé, épuiser sur lui tous les traits de la satire!

On n'est pas peu étonné de trouver à la fin de la préface de M. Broc, ces paroles de Tacite : *sine irâ et studio quorum causas procul habeo*, qu'il a jugé à propos de s'appliquer. Ah! M. Broc, si vous entendez le latin, comme nous nous faisons un plaisir de le croire, choisissez mieux au moins vos citations. Vous prétendez avoir parlé *sine irâ et studio; sine studio*, oui; pour cela vous avez complètement raison, vous êtes loin d'avoir employé la flatterie, et l'on ne vous accusera jamais d'avoir recherché l'amitié de M. Richerand. Mais *sine irâ*, c'est ce que vous ne sauriez nous persuader malgré tous vos efforts. Eh! ne suffit-il pas, en effet, de parcourir des yeux votre analyse, pour se convaincre que vous n'avez point parlé sans prévention. Pourquoi n'avoir pas plus de franchise, et ne pas convenir tout de suite que c'est un sujet de haine, et non l'intérêt de la science qui vous a fait entreprendre votre ouvrage, puisque vous vous trahissez vous-même à chaque ligne? Au reste, de quelque manière que vous puissiez vous y prendre pour excuser les motifs qui vous ont fait écrire, vous ne sauriez sans doute y parvenir; et vous eussiez mieux fait d'imiter Tacite, sans rappeller ses paroles, que de vous écarter de ses principes en les enseignant.

3°. *Théorie de l'inflammation.* Sans trop approfondir les phénomènes que présente ce genre d'affection, dont, il faut en convenir, la théorie n'est encore que trop obscure, examinons seulement de quelle manière s'exprime M. Richerand, et qu'on nous permette

permette quelques réflexions sur celle dont M. Broc combat l'opinon de cet auteur. Certes, M. Richerand n'a point pris le ton affirmatif: en exposant son opinion, il a exprimé le doute où il était; il semble attendre qu'un autre éclaire cette partie de la science. *L'inflammation peut, ce me semble, être définie* (1) : voilà comment s'exprime M. Richerand. Il serait à souhaiter que M. Broc eût fait paraître dans tout son ouvrage cette modestie qui caractérise si bien l'homme savant.

D'ailleurs, entre deux opinions, laquelle devons nous préférer? Abandonnerons-nous celle du maître pour adopter celle de l'élève? Suffit-il que, comme un nouvel oracle, M. Broc nous dise: *Voilà comme on doit considérer la chose*, pour nous déterminer à suivre aveuglément son systême. M. Broc n'est encore qu'élève; il n'a point encore

(1) [illegible]ol. IV[illegible]. Edit. pag. 87.

acquis par conséquent le degré de certitude que donne une longue expérience, et peut-il espérer de convaincre plutôt que celui qui joint au plus profond savoir un esprit observateur, exercé par une nombreuse et brillante pratique ? Non certes ; quelque flatteuse qu'elle fût, M. Broc ne pouvait concevoir cette espérance. Mais, s'il ne pouvait prétendre de l'emporter sur son maître, quel a donc été son but ? Son intention a-t-elle été de faire connaître publiquement qu'il avait quelque animosité contre M. Richerand ? Est-ce seulement un esprit de contrariété qui l'a porté à combattre son opinion ? Nous ne nous appesantirons pas davantage sur les motifs qui l'ont guidé ; mais quels qu'ils soient, nous doutons qu'ils lui aient acquis un titre bien glorieux.

4°. *Peut-on se donner la mort en suspendant la respiration* ? M. Broc s'exprime clairement sur l'impossibilité de s'asphyxier en suspendant une fonction, dont la cessation porte un trouble dans tout le systême intellectuel, trouble qui rend à la nature tous ses droits, et force l'individu à jouir encore de la vie. Mais que M. Broc nous permette une observation. Il ne se contente pas d'une première épreuve, il veut que l'individu qu'il suppose, fasse une seconde tentative, et qu'il la pousse encore plus loin que la première : or, n'est-il pas possible qu'alors le trouble ait été porté à un trop haut degré, et que déjà il n'ait produit un désordre complet dans l'économie, désordre dont il n'est plus au pouvoir de l'homme d'arrêter les effets?

5°. *A l'époque de la dentition, y a-t-il sympathie entre les dents et le tube digestif?* Ne cherchons point à pénétrer ce mystère ; il appartient à d'autres qu'à des élèves de déchirer le voile qui le recouvre. Aussi soyons justes, et convenons que, dans ce chapitre, M. Broc a fait preuve de modération. Nous nous plaisons d'autant mieux à rappeller les passages où cette modération se rencontre, qu'ils sont extrêmement rares.

6°. *Les rêves peuvent-ils nous instruire de l'avenir?* Quelle modestie M. Broc fait paraître dans ce chapitre! Il convient lui-même qu'il aurait dû retoucher cet article, et par cet aveu il nous fait connaître, qu'emporté par son zèle à poursuivre l'erreur, il l'a cherchée là même où elle ne se trouvait pas. Nous aimons entendre dire à M. Broc : *ce ne sont que des réflexions;* mais pourtant ce ton modeste nous paraît moins étonnant quand nous voyons qu'il a été forcé de le prendre par l'aridité du sujet et par la manière satisfaisante dont M. Richerand l'avait traité. Nous aimons aussi à voir avec quelle adresse M. Broc sait prouver qu'il n'est pas entièrement étranger aux connaissances mathématiques. Il doit un tribut de reconnaissance à M. Richerand, qui lui en a si heureusement fourni l'occasion, et nous verrons par la suite avec quelle ardeur il s'empresse de s'acquitter envers lui.

7°. *La fièvre gastrique se développe-t-elle par le seul épanchement des saburres dans l'estomac*? Pourquoi M. Broc fait-il cette demande? Que veut-il reprocher à M. Richerand? Ce dernier a-t-il avancé que l'affection saburrale fût inséparable de la fièvre gastrique? Non certes; il fait voir par la succession des symptômes dans le développement de cette fièvre qu'elle peut être la suite d'une affection saburrale, et ce sentiment s'accorde bien avec celui de M. Pinel, qui range parmi les causes prédisposantes de cette fièvre les saburres des voies alimentaires. M. Broc se donne la peine de faire sentir la différence qui existe entre ces deux affections; mais c'est ici le cas de dire, *vires in ventum effudit;* car M. Richerand ne les a nullement confondues. M. Broc se trouve donc en défaut; son zèle infatigable l'a donc conduit trop loin, et a malheureusement produit l'effet contraire à celui qu'il en attendait; car en reprochant à M. Richerand une erreur qu'il n'a pas commise, loin d'avoir diminué la confiance que mérite cet auteur, il n'a fait que l'augmenter en montrant combien il était difficile d'exercer sur lui sa critique.

8°. *La dyssenterie est-elle contagieuse?* M. Broc ne craint pas de l'assurer; et pour le prouver, abandonnant le raisonnement, il cite avec infiniment d'adresse l'observation que Degner nous a transmise de la dyssenterie qui se développa dans la ville de Nimègue; et certes le tableau qu'il en trace est suffisant pour convaincre quiconque s'arrêterait à cette observation, et la regarderait comme concluante; cependant, si nous en croyons Zimmerman, on ne doit pas être de l'avis de Degner, qui pense que la contagion est le caractère constant de la dyssenterie chez tous les malades. Ce que dit M. Pinel ne nous paraît pas plus décisif en faveur de M. Broc, car on sait qu'une seule observation n'est pas une autorité; et tout semblerait faire croire, au contraire, que cet auteur regarde la dyssenterie comme non contagieuse, puisqu'il cite cet exemple comme un fait extraordinaire. D'ailleurs Stall s'exprime d'une manière positive : *Je n'ignore pas*, dit-il, *que les déjections fétides des dyssentériques provoquent les maladies putrides, appelées par excellence maladies d'hôpital; mais qu'elles produisent une dyssenterie semblable chez des sujets sains, c'est ce qui est contraire à mes nombreuses observations.* Que conclure d'après cela? Dira-t-on que M. Richerand, appuyé de l'autorité de Stall, ait eu tort de regarder la dyssenterie comme non contagieuse? Elle peut le devenir à la vérité quand la maladie est compliquée d'une fièvre putride, ou qu'elle est parvenue à un tel degré d'intensité que les matières excrémentitielles ont acquis un caractère pestilentiel.

Mais M. Richerand nie-t-il qu'alors la maladie soit contagieuse? C'est le seul cas en effet où elle le soit, et encore ne l'est-elle, comme l'ont pensé plusieurs auteurs, qu'accidentellement; car autrement il ne faut, comme le dit M. Richerand, attribuer sa propagation qu'à l'influence d'une même cause. Voilà donc encore un de ces cas où la critique de M. Broc est sans fondement; il paraît l'avoir senti lui-même, puisqu'il finit par dire que l'opinion de M. Richerand, fût-elle vraie, peut inspirer au peuple une sécurité funeste. Mais qu'il se rappelle qu'en même tems que M. Richerand s'est proposé de détruire des erreurs populaires, il a voulu aussi instruire le vulgaire des médecins. Nous le prions de ne point oublier cette dernière intention de l'auteur qui, sous ce rapport, pourrait bien s'être acquis un nouveau droit à sa reconnaissance.

9°. *Quelles expressions dans la bouche d'un chirurgien, que des assassinats et des empoisonnemens commis par ses confrères !* s'écrie M. Broc avec le ton affecté de la modération. Puis il s'arrête tout-à-coup, parce que le respect, dit-il, lui impose silence : mais toutefois ce n'est pas pour long-tems ; car deux lignes plus bas, il veut bien taxer d'injurieux le langage de M. Richerand. M. Broc a des sentimens, et l'on n'en saurait douter ; il ne peut souffrir, avec raison sans doute, que l'on manque d'égards pour ses confrères : mais manquer de respect à son maître ; dire publiquement, et de la manière la plus claire, à un homme célèbre par plus d'un titre, les injures les plus révoltantes ; voilà probablementde ces choses qu'on peut se permettre sans blesser en rien la délicatesse ; et c'est aussi ce que fait M. Broc avec infiniment d'esprit et de goût dans le dernier chapitre de sa diatribe. Mais examinons maintenant ce qui a donné lieu à la belle réticence de M. Broc, à l'instant où le respect vient fort à propos, mais un peu trop tard pourtant, lui fermer la bouche. Voici le fait : M. Broc reproche, assez durement même, à M. Richerand de n'avoir point assez ménagé ses *confrères*. Mais depuis quand M. Broc regarde-t-il donc comme les confrères de M. Richerand tous ces vils suppôts de la médecine, ces troupes ignorantes de médicastres qui peuplent plus de la moitié des campagnes, qui au défaut de leur jugement ne savent exercer que leurs doigts, et se vengent ainsi sur leurs malades de l'affront qu'ils ont reçu de la nature ? Qui n'a jamais observé les funestes effets de l'ignorance des praticiens routiniers de village, chez qui l'amour-propre et les préjugés tiennent souvent lieu d'expérience et de raison ? Eh bien! c'est à cette classe d'hommes que s'adressent les paroles de M. Richerand, et non point aux hommes éclairés qui exercent noblement leur art, et sacrifient une partie de leur repos au soulagement de l'humanité : en un mot, ce n'est point à ses confrères, comme l'a si bien prétendu M. Broc. Comparer M. Richerand à ces ignares chirurgiens de campagne qui fondent les espérances de leur fortune sur l'émétique et la saignée; c'est bien assurément vouloir associer la plus profonde ignorance au mérite le plus distingué, l'homme vil à l'homme estimable, l'intérêt sordide aux intentions les plus nobles et les plus généreuses. Mais M. Broc n'a pas voulu, sans doute, dire rien de désobligeant à M. Richerand, ou du moins ne doit-on pas le supposer, d'après la réserve avec laquelle il s'exprime dans tout le cours de sa critique? Pourquoi donc cependant embrasse-t-il avec tant de chaleur la cause des médecins ignorans? Craindrait-il par hasard d'être un jour compris dans leur nombre, et veut-il plaider sa cause en paraissant défendre celle des autres? Il aurait tort sans doute; et c'est ici le lieu d'être sincère en avouant que la manière dont son ouvrage est écrit suffirait seule pour prouver le contraire. Tout nous porte donc à croire que M. Broc ne trouverait pas le langage de M. Richerand si injurieux, s'il voulait considérer à quelle espèce de gens il s'adresse, et réfléchir surtout aux graves inconvéniens qu'entraînent après elles une foule de pratiques vicieuses, accréditées depuis long-tems dans la campagne. M. Broc a-t-il donc oublié d'ailleurs qu'on ne combat point des erreurs, qu'on ne détruit point des préjugés par de simples représentations ? La vérité veut être exagérée pour être crue ; tout ce qui est ordinaire ne fait pas assez d'impression sur les hommes ; il faut, pour se faire entendre, se déchaîner avec force contre les abus ; et certes, les paroles énergiques de M. Richerand ne produiront pas encore tout le bon effet qu'on serait en droit d'en attendre.

10°. C'est surtout dans son dernier chapitre que M. Broc, s'abandonnant à son heureux naturel, nous fait voir tout ce dont il est capable, et nous dévoile tout-à-fait son caractère, qui ne perce déjà que trop souvent dans le cours de son ouvrage. Il rassemble ici tous ses moyens, il fait un nouvel effort, et dépouillant tout sentiment de honte, il retourne à l'attaque avec une nouvelle vigueur. Mais pour cette fois ses railleries ne lui suffisent plus, il appelle à son secours la géométrie, la mécanique, et épiloguant jusqu'à la moindre expression de M. Richerand, il construit un syllogisme dont nous ne nous donnerons pas la peine de faire sentir l'impudence et l'indignité, et qui vient confirmer bien à propos la noble idée qu'on s'était déjà formée de son auteur. Pour se comporter de cette manière envers un homme aussi généralement estimé, il faut, sans contredit, faire bien peu de cas de sa propre réputation, ou bien être tout-à-fait étranger aux premières règles de la bienséance. Que M. Broc nous dise lui-même, s'il pourrait sans rougir de honte, soutenir les regards de M. Richerand, après en avoir agi avec lui d'une manière aussi peu réservée! M. Richerand a bien pu se méprendre sur le sens de quelques propositions de statique, et s'expliquer peu clairement sur différens points de géométrie, sans qu'on soit en droit de lui reprocher pour cela de n'avoir aucune notion des premiers élémens de ces deux sciences. Mais s'il est permis de se tromper quelquefois, il n'est jamais permis d'être malhonnête, et tout le tort est encore ici du côté de M. Broc. Au reste, tâchons de l'excuser: peut-être, en s'expliquant aussi librement, a-t-il moins eu l'intention d'injurier M. Richerand, que de faire connaître encore une fois au public que les mathématiques étaient comprises dans le vaste ensemble de ses connaissances. Ce ne serait pas la première fois que l'amour-propre aurait aveuglé un homme au point de lui faire dire du mal des autres, pour avoir occasion de dire du bien de lui-même.

Qui pourrait croire que M. Broc se pique de modération dans son dernier chapitre? Mais pourtant on n'en saurait douter, puisqu'il avoue lui-même avec modestie que, n'osant mettre de côté toute espèce de circonspection et de respect, il suit les lois que la raison vient lui dicter. Nous ne chercherons pas à savoir qui est-ce qui a dicté M. Broc; mais assurément ce n'est pas la raison, puisqu'il n'a écrit que des injures. M. Broc a beau assurer qu'il ne s'élève pas plus haut que ne le comporte une critique modérée; on est forcé de ne le pas croire, quand on a lu le syllogisme qu'il s'est donné la peine de construire à si grands frais.

Mais puisque M. Broc aime tant les syllogismes, nous ne terminerons pas sans en avoir fait un en sa faveur.

L'injure avilit toujours celui qui l'emploie : or, la critique de M. Broc est un tissu d'injures ; donc l'ouvrage de M. Broc est loin de faire honneur à son auteur.

Nous n'étendrons pas davantage nos réflexions sur la critique de M. Broc ; tout ce que nous avons dit suffit pour convaincre qu'il s'est élevé plus haut que ne le comporte *une critique modérée*, et a manqué, sous tous les rapports, aux égards qu'il devait à M. Richerand ; d'ailleurs il ne faudrait rien moins que rapporter toutes les phrases de l'ouvrage, pour saisir l'ensemble de tous les traits qui caractérisent l'auteur : partout on verrait avec quel air de suffisance il sait émettre son opinion ; on admirerait surtout ce ton doctoral, si souvent ridicule dans la bouche des génies les plus supérieurs, et qui convient bien moins encore à un élève.

www.ingramcontent.com/pod-product-compliance
Ingram Content Group UK Ltd.
Pitfield, Milton Keynes, MK11 3LW, UK
UKHW022142260726
13993UKWH00005B/2091